DE

L'ÉTHER AMYL-VALÉRIANIQUE

(PRINCIPE ACTIF DES POMMES)

De son action sur la cholestérine, de sa supériorité sur le chloroforme comme dissolvant
des calculs hépatiques, et de ses actions thérapeutiques

PAR

G. BRUEL, PHARMACIEN DE I^RE CLASSE

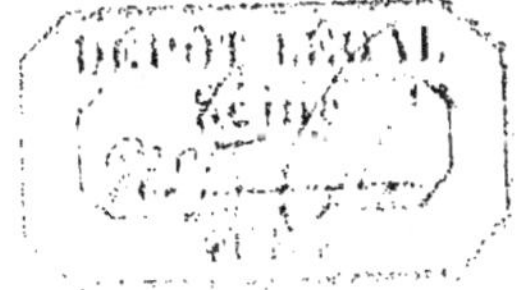

PARIS

Société d'Imprimerie et Librairie Administratives et des Chemins de fer

PAUL DUPONT

41, RUE JEAN-JACQUES-ROUSSEAU, 41

—

1884

DE
L'ÉTHER AMYL-VALÉRIANIQUE

(PRINCIPE ACTIF DES POMMES)

De son action sur la cholestérine, de sa supériorité sur le chloroforme comme dissolvant des calculs hépatiques,

et de ses actions thérapeutiques.

> « Les pommes, surtout celles de reinette, servent préparer, par décoction, une tisane fort agréable aux malades atteints de fièvre, d'embarras gastrique, d'état bilieux, d'ictère, etc.
>
> Elle est parfois légèrement laxative.
>
> On l'a vantée contre l'asthme, la phtisie et plus justement contre la gravelle. Ce qui paraît certain, c'est que les affections calculeuses sont à peu près inconnues dans les pays où l'on fait usage du cidre. »
>
> GUBLER. — *Commentaires*, édit. 74, page 306.

Quel est le principe actif des pommes ?

La pomme contient des sels de potasse (tartrates et malates), du tannin, du sucre, une essence, de la cellulose et de l'eau.

L'essence est le seul principe particulier à la pomme, tous les autres sont communs à nombre de plantes qui n'ont aucune action sur les affections calculeuses. L'essence est donc le principe actif.

Elle est, en effet, douée de propriétés très énergiques.

Toutes les personnes qui ont séjourné dans une chambre contenant de grandes quantités de pommes, ont éprouvé des phénomènes congestifs du côté de la tête, de la céphalalgie, résultats de l'absorption de l'essence de pomme.

Sa composition est parfaitement déterminée. Cette essence est l'éther valérianique de l'alcool amylique. Nous aurons à démontrer que c'est bien à elle qu'il faut attribuer l'action de la pomme sur les affections calculeuses.

La pomme n'est pas le seul fruit qui ait sur les affections calculeuses hépatiques une action manifeste. Depuis plusieurs années, on emploie en Allemagne, avec avantage, la semence du *Chardon-Marie*. Nous avons eu l'occasion de faire, plusieurs fois, l'extrait alcoolique de ces semences. Cet extrait a une odeur de pommes prononcée. Contient-il de l'éther amyl-valérianique ? Nous l'ignorons. Nous nous proposons d'élucider cette question par l'étude complète de la semence de Chardon-Marie.

Il reste néanmoins ce fait, qui nous semble concluant : deux plantes, ayant des principes entièrement différents et une odeur analogue, produisent les mêmes effets.

L'action est donc due à l'essence.

Nous allons étudier l'éther amyl-valérianique comme composé chimique, comme dissolvant et comme agent physiologique.

Nous prouverons ainsi qu'il est le principe actif des pommes.

ÉTHER AMYL-VALÉRIANIQUE

L'éther amyl-valérianique ou valérianate d'amyle est connu, dans l'industrie, à l'état de solution alcoolique, sous le nom d'essence de pomme (apple oil).

On le prépare synthétiquement dans le laboratoire, par l'action de l'acide valérianique sur l'alcool amylique.

C'est un liquide neutre, incolore, limpide, mobile et non huileux comme l'indiquent certains ouvrages de chimie. Sa densité à — 17° est de 0,8645 ; son point d'ébulition est, d'après Kopp, entre 187° et 188°, et d'après Balard, à 196°. Sa densité de vapeur est de 6,1.

Son odeur est éthérée, forte lorsqu'on le sent en masse, et rappelant l'odeur des produits valérianiques ; il produit une sensation de chaleur dans les fosses nasales, suivie de la suppression momentanée de l'odorat. Évaporé en petites quantités, par exemple en mouillant un papier avec cet éther, et en évaporant par l'agitation, il répand une suave odeur de pomme de reinette. Du reste, le nom d'essence de pomme ne lui est donné que lorsqu'il est dilué dans l'alcool.

Préparation. — Pour préparer cet éther, nous employons la formule suivante :

Alcool amylique pur . . . . 88 grammes
Valérianate de soude . . . . 130 »
Acide sulfurique à 1,84 . . . . 60 »

Mettre le valérianate de soude dans une cornue tubulée, ajouter l'alcool amylique et verser l'acide sulfurique peu à peu, en agitant, afin d'éviter un trop fort dégagement de chaleur. Laisser ces corps en contact pendant vingt-quatre heures ; l'éthérification se forme peu à peu en présence de l'excès d'acide sulfurique. Distiller à feu nu, et augmenter progressivement la chaleur.

L'ébullition est très rapide dès le début à cause de la présence de l'eau, puis peu à peu elle diminue, et cesserait si on ne chauffait davantage. Alors il n'y a plus d'eau et le point d'ébullition s'est fixé à 188°.

Le liquide distillé forme deux couches, une inférieure et aqueuse, l'autre supérieure et éthérée, toutes deux sont acides. La couche éthérée a une odeur forte, provoquant le larmoiement ; elle est fortement chargée d'acide sulfureux. La décanter et l'agiter avec son volume d'une solution alcaline formée de

Lessive des savonniers à 1,24. . . . . $\Big\}$ *aa*
Eau distillée . . . .

Après plusieurs agitations, laisser la séparation des liquides s'effectuer, décanter l'éther et distiller de nouveau.

Il est inutile d'essayer de le dessécher au moyen de sels anhydres, tous les hydrates perdant l'eau à la température d'ébullition de l'éther amyl-valérianique.

Laisser le liquide distillé en repos, l'eau se sépare, l'enlever au moyen d'une pipette.

ACTION DE L'ÉTHER AMYL-VALÉRIANIQUE SUR LA CHOLESTÉRINE

Le pouvoir dissolvant de l'éther amyl-valérianique est analogue à celui des autres éthers : il dissout les corps gras et certaines résines.

Les sels métalliques y sont insolubles, mais le corps qui rend son pouvoir dissolvant important, dans le cas qui nous occupe, c'est la cholestérine... *Il en dissout trois fois plus que le chloroforme à une même température.*

1 gramme de cholestérine pure et cristallisée se dissout dans 4 gr. 50 d'éther amyl-valérianique à + 37°5 (température du corps humain); dans 3 gr. à + 70°.

Si on laisse refroidir la solution limpide et saturée à 70°, elle se prend en une masse cristalline, et l'éther semble faire partie de ce magma ; si bien qu'il est impossible de l'en séparer, en agitant et renversant le tube à essai qui contient la dissolution.

Cette singulière propriété tendrait à démontrer que l'éther amyl-

valérianique remplit vis-à-vis de la cholestérine un rôle analogue à
l'eau de cristallisation des sels, et que, réciproquement, la cholestérine exerce sur l'éther amyl-valérianique une attraction analogue à
celle que les sels métalliques anhydres exercent sur la vapeur d'eau.

ACTION PHYSIOLOGIQUE

L'éther amyl-valérianique absorbé sous forme de capsules contenant 0 gr. 15 d'éther, produit : de l'accélération du pouls, de la chaleur de la peau, de la sueur, de la céphalalgie, de l'agitation ; c'est
un excitant ou stimulant du système nerveux. Il agit à la façon de la
valériane, mais avec une activité et une rapidité bien plus grande ;
respiré, il porte au sommeil. Nous avons réussi à anesthésier des
souris, aussi rapidement que si nous nous étions servi de chloroforme.

L'éther amyl-valérianique est donc un stimulant du système nerveux ou nervin, et un anesthésique.

USAGES

Les usages de l'éther amyl-valérianique devront être très divers,
ses actions dissolvantes, excitantes et anesthésiques permettant de
l'utiliser dans un grand nombre de cas.

La propriété qu'il a de dissoudre la cholestérine en fait le meilleur
moyen curatif des affections calculeuses hépatiques ; il est, par son
action antispasmodique et anesthésique, le meilleur des calmants ; car,
grâce à son point d'ébullition très élevé, il s'élimine moins rapidement que les médicaments similaires et agit plus longtemps qu'eux.

Les médicaments curatifs des affections calculeuses hépatiques
sont les dissolvants de la cholestérine ; ils la dissolvent avant qu'elle
se réunisse en calculs et empêchent ainsi la formation de ces derniers.

Les corps connus qui jouissent du plus grand pouvoir dissolvant
sont :

L'éther sulfurique,
L'éther amyl-valérianique,
Le chloroforme,
L'alcool de vin.

Les points d'ébullition de ces divers liquides sont :

Pour l'éther sulfurique . . . . 35°6
   — l'alcool de vin . . . . 78°
   — le chloroforme . . . . , 60°8
   — l'éther amyl-valérianique . . . . 188°

A la température du corps humain, soit 37°5,

    2 gr. 20 d'éther sulfurique,
    4 gr. 50 d'éther amyl-valérianique,
  15 gr. d'alcool absolu,
  20 gr. de chloroforme,

dissolvent chacun 1 gramme de cholestérine pure et cristallisée.

L'éther sulfurique est le plus puissant dissolvant. Mais il se diffuse et s'exhale par la voie pulmonaire avec une telle rapidité, que la dissolution se fait et se détruit presque sur place. Il ne doit donc pas être employé comme moyen curatif.

Puis vient l'éther amyl-valérianique. Il ne bout qu'à 188°, agit longtemps, et permet à la cholestérine d'être éliminée à l'état liquide avant qu'il soit rejeté par les voies respiratoires, par la sueur et par les diverses sécrétions.

De tous les dissolvants, c'est celui qui s'évapore le plus lentement. En effet, le chloroforme bout à 60° et l'alcool à 78°.

Nous avons vu en outre que la cholestérine exerçait une attraction sur lui. Il est donc bien supérieur au chloroforme, qui passait jusqu'à ce jour, pour le meilleur dissolvant de la cholestérine.

Parmi les curatifs des affections calculeuses hépatiques, c'est donc le plus puissant et le moins dangereux.

De même que le chloroforme, il calme les douleurs provenant de gastralgies, et les coliques hépatiques. Son action est surtout remarquable dans ces dernières, où l'association de ses propriétés anesthésiques, excitantes et antispasmodiques et de sa faible volatilité, rend ses effets supérieurs et de longue durée.

L'éther amyl-valérianique devra être employé dans tous les cas où une excitation générale sera nécessaire. Il pourra remplacer avec avantage les diverses préparations de valériane. M. le docteur Nitot, ancien interne des hôpitaux, l'a expérimenté et a obtenu des effets bien supérieurs à ceux que peuvent produire la valériane, le valérianate d'ammoniaque cristallisé, le valérianate d'ammoniaque de Pierlot, les valérianates de quinine, de zinc, etc.

Employé dans les affections calculeuses du foie, il enraye la crise hépatique et empêche la formation de nouveaux calculs.

Administré à la dose de deux capsules le soir avant de se coucher, il procure un sommeil plus calme et plus tranquille que le chloral et l'opium.

L'éther amyl-valérianique explique donc complètement l'action des pommes et du cidre, et il en est le principe actif.

ACTIONS THÉRAPEUTIQUES DE L'ÉTHER AMYL-VALÉRIANIQUE.

I.

L'éther amyl-valérianique ne servait jusqu'à ce jour qu'à préparer l'essence de pomme artificielle et à parfumer les bonbons, dits « Bonbons anglais ». Il n'avait pas encore été utilisé comme médicament, bien que sa composition indiquât des propriétés très énergiques.

On connaissait, en effet, les propriétés de l'acide valérianique combiné, et on le considérait comme le principe actif de la valériane.

L'alcool amylique n'est connu en France que comme toxique. En Angleterre, il est employé comme médicament sous le nom de *Fusel Oil*. Administré à la dose de une à quelques gouttes, il excite la nutrition, agit à peu près comme l'huile de foie de morue, et se donne dans le même cas.

L'alcool amylique est un anesthésique.

Le corps formé par la combinaison de ces composés organiques devait jouir des propriétés excitantes qu'ils possèdent tous deux, des propriétés antispasmodiques du premier et des propriétés anesthésiques du second. En outre, il devait être l'éther valérianique et l'éther amylique jouissants au plus haut degré de ces propriétés physiologiques. C'est ce qui nous a engagé à faire déterminer les effets thérapeutiques qu'il pouvait produire.

Nous savions déjà qu'il n'était pas toxique, puisque l'usage continu des pommes reinettes n'a jamais causé d'intoxication

L'éther amyl-valérianique a donc les propriétés bienfaisantes de l'alcool amylique sans en avoir les propriétés toxiques.

Un interne en médecine de l'hôpital Tenon a pu absorber 1 gr. 35 d'éther amyl-valérianique, soit 9 capsules de 0 gr. 15 en une seule fois sans effets fâcheux pour sa santé.

Un gramme d'éther amyl-valérianique, administré en injection hypodermique, fait dormir, mais ne produit aucun symptôme d'intoxication.

On sait enfin que les bonbons anglais n'ont jamais produit, sur les enfants, aucun effet fâcheux qui puisse être attribué à l'essence de pomme.

II.

L'action des pommes reinettes, des poires et des liqueurs préparées avec ces fruits, nous a amené à la découverte de leur principe actif, l'éther amyl-valérianique.

Nous avons été naturellement conduit à le considérer comme médicament curatif de la lithiase biliaire et des coliques hépatiques, de la gravelle et des coliques néphrétiques, de l'asthme et de l'ictère.

Comme corps valérianique, son action sur les affections nerveuses et sur les névralgies s'imposait.

Nous le supposions utile dans un nombre restreint de maladies. Les nombreux essais que Messieurs les Médecins des hôpitaux de Paris ont bien voulu faire dans leurs services ont étendu le champ d'action de ce médicament. Il est certain que cet éther sera employé dans le cours des diverses maladies aiguës, au même titre que la morphine, l'éther sulfurique, le chloral, le chloroforme, l'opium et les divers autres médicaments calmants, excitants et hypnotiques.

En effet :

L'éther amyl-valérianique procure le sommeil aussi bien que la morphine, et n'en a pas les dangers ;

Il agit à la dose de 30 et 60 centigrammes, tandis que le chloral n'agit que par grammes, et il n'a pas, comme le chloral, d'action dépressive sur le cœur ;

Il calme les douleurs, les coliques, les suffocations, les spasmes.

Il est tonique au plus haut degré, et élève rapidement la densité des urines des diabétiques ;

Comme tous les toniques, après un usage longtemps prolongé sans l'emploi des laxatifs, il peut donner un peu de constipation

L'excitation qu'il produit dans le tube digestif rend la digestion facile et régulière; il a été employé avec succès dans les dyspepsies flatulentes.

Il fait vomir les personnes atteintes d'embarras gastrique, mais ne fait vomir que dans ce cas.

III

L'action de l'éther amyl-valérianique est très nette dans les maladies suivantes :

Colique hépatique et lithiase biliaire.

Colique néphrétique.

Colique nerveuse (entéralgie).

Gastralgie.

Dyspepsie flatulente.

Dysménorrhée.

Dyspnée.

Névralgies.

Rhumatismes musculaires.

Hystérie et manifestations hystériques.

Toux nerveuses.

Affections spasmodiques.

Coliques hépatiques et lithiase biliaire.

Dans la colique hépatique, l'action de l'éther amyl-valérianique est parfaitement évidente, et tous les échecs que l'on a pu éprouver viennent d'un mode d'administration défectueux.

Lorsque le médecin veut calmer une violente colique, il doit donner au malade 2 ou 3 capsules à la fois, et renouveler cette dose tous les quarts d'heure, jusqu'à cessation de douleur.

Ces doses sont sans inconvénient pour la santé du malade.

La colique calmée, donner, chaque jour, 4 capsules (2 avant chaque repas).

Ce traitement aura pour but d'éviter de nouvelles coliques et de guérir la *lithiase biliaire*.

En été, le médecin devra surveiller l'estomac du malade, et éviter la gastrite, par l'emploi du lait simultanément avec les capsules.

Quel est le mode d'action de l'éther amyl-valérianique ?

Nous ne pouvons répondre que par des hypothèses.

Tout d'abord, il faut rejeter l'idée de supersécrétion biliaire. Les expériences faites sur des animaux au laboratoire de pathologie et de thérapeutique générale de l'Ecole de médecine de Paris, prouvent que cet éther ne provoque pas de supersécrétion du foie.

Nous devons donc admettre l'action dissolvante, l'action antispasmodique et l'action anesthésique. Par ses actions anesthésiques et antispasmodiques, l'éther amyl-valérianique permet au calcul de sortir par le canal hépatique ou le canal cholédoque sans qu'un spasme s'y oppose, les parois du canal étant rendues insensibles par le fait de l'éther.

L'éther amyl-valérianique est curatif de la lithiase biliaire, parce qu'il s'empare de la cholestérine contenue dans le sang, permet son élimination sous forme liquide, et l'empêche par conséquent de se réunir en nouveaux calculs.

Avec l'éther amyl-valérianique, dans le traitement de la colique hépatique, il est inutile de donner des injections de morphine.

Coliques néphrétiques.

L'éther amyl-valérianique calme les coliques néphrétiques et facilite l'expulsion des calculs ; son action dissolvante sur les calculs du rein est nulle.

Le résultat ne peut être expliqué que par l'action antispasmodique et anesthésique.

Dose : 2 ou 3 capsules tous les quarts d'heure jusqu'à cessation de la colique.

Traitement : 4 par jour (2 avant chaque repas).

Les malades soumis à ce traitement rendent sans douleur des calculs assez volumineux.

Coliques nerveuses (entéralgie).

En général, deux capsules, prises au moment où la colique se produit, suffisent pour la calmer. Le médecin instituera un traitement s'il le juge convenable.

Gastralgie.

L'éther amyl-valérianique calme instantanément les douleurs provenant de la gastralgie.

Le régime lacté, et 4 à 6 capsules d'éther amyl-valérianique tous les jours, ont suffi pour guérir des gastralgies qui avaient résisté à plusieurs médications.

Névralgies.

La plupart des névralgies cèdent à l'emploi de l'éther amyl-valérianique. Les succès sont très nombreux en hiver, plus rares en été. Pour les névralgies, ne pas instituer un traitement journalier : le malade ne doit prendre de capsules que lorsque la névralgie commence. Dose : — 2 capsules tous les quarts d'heure jusqu'à cessation de la douleur.

Les névralgies intercostales sont calmées par des doses de 2, 4 et 6 capsules par jour.

Rhumatismes musculaires.

Les rhumatismes musculaires sont calmés par l'usage prolongé des capsules d'éther amyl-valérianique. Le médecin donnera le nombre de capsules nécessaires pour soulager le malade.

L'éther amyl-valérianique n'a aucune action sur les rhumatismes articulaires.

Dysménorrhée.

L'éther amyl-valérianique calme instantanément les coliques des Règles, et provoque le flux menstruel.

Les actions toniques et anesthésiques expliquent ce double résultat. Dose: — 6 par jour, 2 avant chaque repas et 2 en se couchant.

Comme emménagogue, l'éther amyl-valérianique est de beaucoup supérieur à l'Apiol, et ne provoque pas l'excitation cérébrale quelquefois dangereuse que cause ce dernier.

Dyspnée.

L'éther amyl-valérianique calme les accès, alors même que l'éther sulfurique et les fumigations nitrées sont sans action. Les doses doivent être en rapport avec l'intensité de l'affection.

4, 6, 8 capsules par jour.

Hystérie et manifestations hystériques.

C'est surtout dans les manifestations hystériques que l'on juge l'action de l'éther amyl-valérianique sur l'hystérie.

Il calme facilement l'hyperesthésie et le clou hystérique.

Dose. — 4 à 6 capsules par jour.

Quelques médecins ont obtenu des effets notables sur les douleurs des ataxiques et dans l'angine de poitrine.

D'après les résultats obtenus, le médecin se fera une idée très nette du mode d'action de ce nouveau médicament sur des maladies d'origines si diverses, et pourrra l'étendre à des affections non signalées ici.

Afin de ne pas fatiguer le malade par le renvoi que donnent les capsules lorsqu'elles sont prises dans l'intervalle des repas, il aura soin de les faire prendre avant les repas ou avant le sommeil.

Paris-Imp. PAUL DUPONT, 41 rue Jean-Jacques-Rousseau 2742.12.83 R

CAPSULES BRUEL

A L'ÉTHER AMYL-VALÉRIANIQUE

(VALÉRIANATE D'AMYLE)

Prix du Flacon : 3 Francs

DÉPOT : PHARMACIE DUROY

10, RUE DU FAUBOURG-MONTMARTRE, PARIS

VENTE EN GROS :

11, RUE DE LA PERLE, 11

NOTA. — Nous tenons des échantillons à la disposition de Messieurs les Médecins qui voudront faire l'essai de ce produit.

Paris–Imp. PAUL DUPONT 41, rue Jean-Jacques-Rousseau. 2743.12.83 — B.